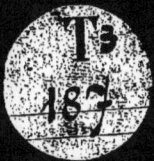

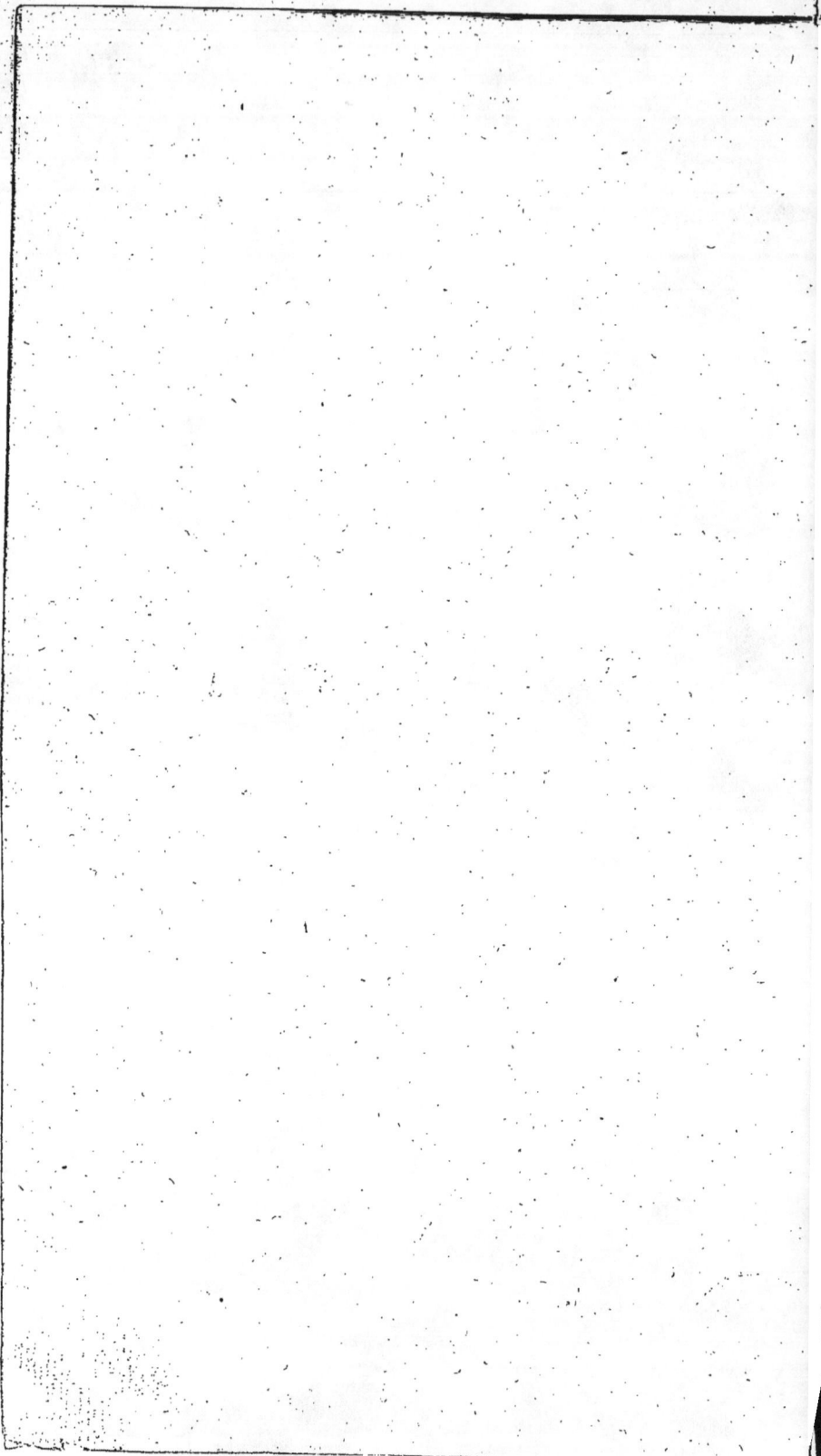

L'EXERCICE

DE LA

MÉDECINE A TULLE

A LA FIN DU XVIIe SIECLE

PAR LE

DOCTEUR PAUL MOREL

TULLE
IMPRIMERIE CRAUFFON

1904

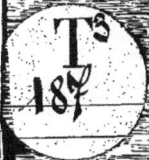

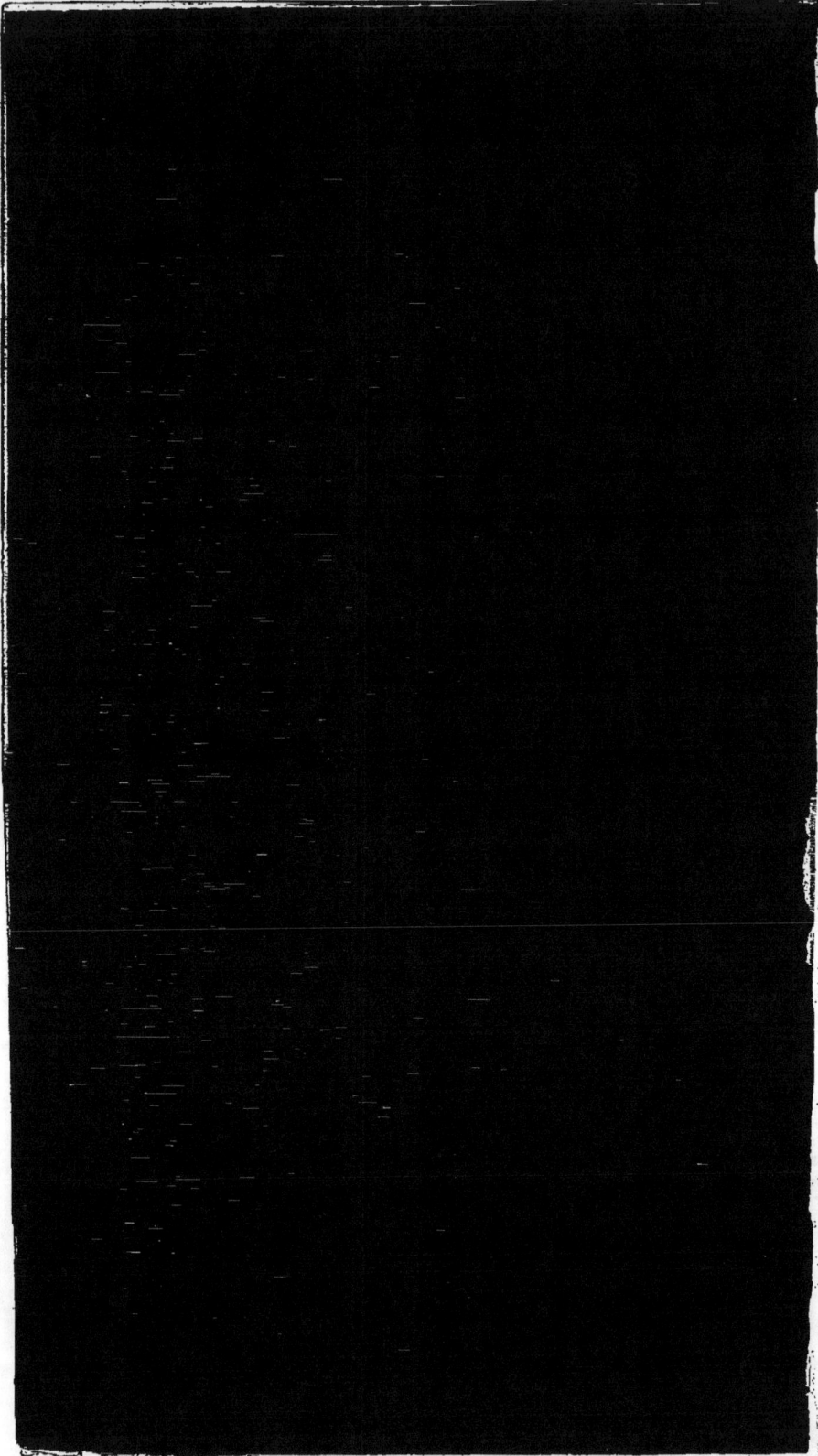

T 3
187

L'EXERCICE DE LA MÉDECINE A TULLE

A LA FIN DU XVIIe SIÈCLE

L'EXERCICE

DE LA

MÉDECINE A TULLE

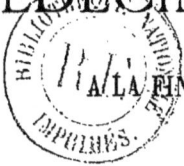

A LA FIN DU XVIIᵉ SIECLE

PAR LE

Docteur PAUL MORÉLY

TULLE

IMPRIMERIE CRAUFFON

1904

L'Exercice de la Médecine à Tulle

A LA FIN DU XVIIᵉ SIÈCLE

Les renseignements de quelque importance,
relatifs à l'histoire médicale du Bas-Limousin, et
en particulier de la ville de Tulle, étant extrême-
ment rares, j'ai cru qu'il serait intéressant de ne
point laisser échapper l'occasion qui s'offrait à
moi, de montrer par l'étude de quelques documents
inédits, de quelle façon fonctionnait, il y a plus de deux
siècles, l'exercice de la médecine dans notre pays.

Les documents que je publie aujourd'hui et qui
font partie de mes archives personnelles, sont
susceptibles, en effet, d'éclairer dans ses détails

une organisation dont la connaissance n'est par-
venue jusqu'à nous que d'une façon purement
sommaire, et uniquement grâce à la formule des
statuts des médecins de l'agrégation de Tulle.

L'exercice de la médecine à Tulle dans la se-
conde moitié du XVIIe siècle, était régi par un règlement élaboré en 1669 [(1)], règlement revêtu de la
sanction royale, et qui, par conséquent, avait force
de loi.

L'apprenti-médecin, après avoir achevé ses études théoriques et pratiques dans quelque université
fameuse, revenait dans son pays d'origine pourvu
de son titre de docteur ou de licencié. Or, ce titre
était *insuffisant pour lui conférer la libre pratique médicale*.

Dans chaque ville de quelque importance, il
existait une sorte de Syndicat d'Ordre médical
qui seul était chargé de donner l'investiture d'exercice, et, de ce fait, le nouvel arrivant était tenu de
satisfaire au préalable à de nouvelles obligations.

Ce Syndicat, ou mieux, cette Agrégation de
médecins, fonctionnait selon des règles parfaite-
ment régulières. Connaître ces règles, c'est du
même coup connaître les rouages de l'organisme
médical. Elles variaient, au reste, selon les villes, bien que les bases sur lesquelles elles repo-
sassent fussent essentiellement les mêmes.

Les médecins agrégés de la ville de Tulle,
constitués en véritable Syndicat, étaient présidés

---

(1) René Fage. *Dictionnaire des Médecins du Limousin*. 1895.

par un Doyen, et le doyen, assisté de deux Syndics,
représentait ses confrères dans les actes ordinaires ou extraordinaires de la vie médicale commune.

Ces personnages formaient à eux trois ce qu'on
pourrait appeler le Bureau de l'Association. La
nomination à la charge de doyen n'était pas élec-
tive. Le plus ancien, par une sorte de déférence
banale, de la part de ses collègues, prenait sponta-
nément les rênes du gouvernement, assisté de deux
assesseurs, quelquefois d'un sous-doyen, qui eux
étaient élus par les suffrages de leurs collègues de
l'Agrégation.

Les Syndics entraient en charge tous les deux
ans. Parfois cependant, ceux en fonction, soit par
oubli, indifférence ou habitude, pouvaient exercer
plus longtemps, quelquefois quatre ans, leurs
prérogatives. Ce mandat n'était pas, du reste,
très envié, et les pièces que je publie en appendice,
montrent combien les médecins élus à cette fonction l'acceptaient avec peine.

C'est qu'en effet, les Syndics étaient en quelque
sorte des ministres responsables. C'étaient à eux
qu'incombait le soin de réunir les membres de
la Communauté, de soutenir leurs intérêts menacés,
de vaquer aux besoins de la corporation, de poursuivre les procès (et Dieu sait s'ils étaient nombreux à cette époque), de pourvoir aux vacances,
d'instruire les chirurgiens et les apothicaires, de
présider leurs examens, d'inspecter les officines
pharmaceutiques et de rédiger les formules de
pharmacopée.

Ces fonctions, purement honorifiques du reste, ne
laissaient point que d'être absorbantes et ennuyeu-
ses, de par les critiques et les responsabilités que
pouvaient encourir ceux qui en étaient investis. A
côté du Doyen et des Syndics, figurait une sorte

d'appariteur, étranger à la profession médicale, dont le rôle purement domestique consistait à assurer la police de la salle des séances, à porter les ordres de convocation, à exécuter en un mot les ordres du doyen ou des syndics. C'était le bedeau. — Il ne coûtait pas cher à l'Agrégation si on en juge par le billet suivant :

Je soubsigné, confesse avoir reçu de M. Joseph Rominhac, docteur en médecine et syndic de l'Agrégation de Mrs les Medecins, la somme de six livres quatre solzs pour mes gages de bedeau, en foy de quoy, j'ay escrit et signé à Tulle le 11e Nouvembre 1690.

PAUQUINOT, pour ci-dessus.

Les médecins de la ville de Tulle étaient fort nombreux et ceux qui se plaignent aujourd'hui de l'encombrement de la carrière médicale, seront peut être bien étonnés d'apprendre qu'à la fin du xviie siècle le nombre des médecins dans notre ville, était, toute proportion gardée quant au chiffre de la population, trois fois plus fort qu'aujourd'hui. Nos pères auraient donc eu bien raison de récriminer et ils n'y manquaient pas.

En 1670, il y avait à Tulle dix médecins agrégés pour une population qui n'excédait pas six mille âmes. C'étaient les docteurs Brivezat, de La Garde, Vachot, Peyrat, Jean Baluze [1], De Fénis, Pierre Peschadour, J.-J. Rominhac [2], Anthoine Dufaure, Meynard.

En ce qui concerne Rominhac, j'ai pu retrouver sa généalogie très exacte.

---

(1) Jean Baluze était le frère cadet du grand Baluze.
(2) Ce Rominhac appartenait à une ancienne famille médicale, originaire de La Charrière, paroisse de Lagarde.

Généalogie des Rominhac

François Rominhac, bourgeois, épouse Jeanne Dupuy.

Jean, docteur en médecine à Tulle. épouse Magdelaine de La Vialle le 26 décembre 1644. Etait mort en 1662.	Jean-Léonard.	Jeanne se marie le 21 mai 1637, avec Aymar Naude mᵉ apothicaire.

Jeanne se marie le 21 mai 1637, avec Aymar Naude m* apothicaire.

Jean-Joseph, docteur en médecine à Tulle. épouse le 20 septembre 1668 Philippe de Ricoudier. Teste le 30 septembre 1689, était mort en 1696. Eut onze enfants. Sa femme était fille d'Anthoine Ricoudier, docteur en médecine, marié en juillet 1623 avec Helaine de Brivazat. Il testa en 1651 et mourut peu après, Helaine Brivazat testa en 1681. Il eut 2 enfants : 1° Philippe Ricoudier, épouse Rominhac ; 2° Jeanne Ricoudier, mariée à Jean Vergne, habitant à Lagarde.	Jean-Martial, docteur en théologie, curé du Chastang.	Jeanne mariée le 12 juin 1664 à Desbans, ont un fils Jean-Martial Desbans, docteur en médecine.

Joseph, docteur en médecine, exerce à La Charrière, paroisse de Lagarde. Se marie deux fois : 1° Avec Jeanne du Verdier, fille de Gilles du Verdier, juge à Lostanges. et de Honoré de Meynard de Queilhe. Contrat : 27 nov. 1720. Mariage : 9 fév. 1721, d'où une fille, Honorée Rominhac ; 2° Avec Jeanne Chadebec le 9 mars 1728, d'où :	*Louise*, mariée à Martin Leyx.	*Jeanne*, mariée en 1701 à Jacques Pineaud, m' chapelier.	*Pierre-Joseph* habite le village de Laborie.	*Jeanne*, épouse Theillol et Borie.	*Marie*, épouse Gaspard Lacoste, de Puyd'Arnac.

Marie-Jeanne Rominhac, née le 17 fév. 1729, mariée à Jean-Joseph Massainguiral, meurt en 1747 (opération césarienne) ;

Marie Rominhac, née le 20 avril 1730. mariée en 1750 à François Massainguiral, meurt le 16 avril 1768 et son mari le 1ᵉʳ juin 1769, d'où :

Marianne, épouse Duchier. orfèvre ;

Estienne ;

François ;

Jean-Aimé, né à Lagarde le 24 janvier 1766. décédé en février 1834, prêtre, déporté sous la Terreur, vicaire général du diocèse de Limoges.

Jean-Joseph, né à Tulle le 31 mai 1756, décédé en février 1840, prêtre. déporté sous la Terreur, curé de Chanac-Laguenne, fondateur et directeur du petit séminaire de Turenne, chanoine honoraire.

En 1690, nous retrouvons huit médecins.

Aussi cette pléthore médicale avait-elle comme conséquence de rendre à chacun l'existence difficile et pénible. L'un d'eux, Jean-Joseph Rominhac dont nous avons le testament, laissa à sa mort un peu plus de mille livres et de nombreux enfants. Il avait cependant exercé fort longtemps et appartenait à une vieille famille médicale, puisque son père, son beau-frère, et son fils étaient médecins. Il faut ajouter à cela que la profession était rude et pénible, dans un pays où les communications n'étaient jamais faciles et où, en somme, les habitants étaient pauvres, puisqu'il n'y avait aucune transaction commerciale. Nos médecins le disent et s'en plaignent ; ils sont si pauvres même que les moyens de faire respecter leurs droits leur manquent. Il leur est impossible, faute de ressources pécuniaires suffisantes, de poursuivre les médecins aberrants ou réfractaires, ainsi qu'en témoigne la pièce ci-dessous :

1er May 1662

(Une vacance de médecin conseiller du Roi, s'étant produite et le sieur Chapelle, chargé de la vente de cet office, ayant sommé le sieur Dufaure de l'acquérir, celui-ci à son tour somme les syndics de l'Agrégation de lui permettre de l'acquérir, ou de l'incorporer à leur communauté).

L'an 1692 et le 1er jour du Moy de May, a la requeste de Mᵉ Anthoine Dufaure, docteur en medecine, habitant de la presente ville, Je, Jean Jarrige, huissier audiancier, immatriculé, ès sièges royaux de la presente ville, et residant au quartier du Trech, paroisse de Sᵗ Pierre, me suis transporté en la maison de Jean Peyrat, docteur en medecine de l'Aggregation de ladite ville où estant assemblés avec ledit sieur Peyrat, Mᵉˢ Joseph de Fenis, Mᵉ Leonard Meynard, et Jean Joseph Rominhac, aussy docteurs en medecine de ladite aggregation et parlant a Mᵉ Jean-Joseph Rominhac, leur scin-

diq, Je luy ai inthimé en leur presence, l'exploit et signiffication que ce soit au feu son père, decedé depuis huit ans, la
requeste de Mᵉ Julien Chapelle chargé de la vente des offices
de conseillers medecins ordinaires du Roy, par Jarry, huissier
et d'autant que ledit sieur Dufaure, n'est ny leur scindiq, ny
encore reçu au corps et qu'il y a eu de la meprise en ce que
la signiffication est faite audit son père decedé depuis longtemps, comme dit est le sieur Jean Dufaure pour non ne puisse
luy rien empescher, a donné coppie ny exploit a Mᵉ Joseph
Jean Rominhac leur scindiq et leur procureur, et leur a offert
de leur remettre tant la coppie qui luy fust laissée avec
l'exploit de l'Edit de Sa Majesté et ordonnance de Monseigneur
l'Intendant qu'il leur a exhibé en par eux luy en fournissant
retiré aux fins qu'ils ayent à y pourvoir et faire cesser les
poursuittes dudit sieur Chapelle, et faute de ce faire, proteste
de tout ce qu'il peut et doit de faire en parlant comme d'authre
part, et dudit sieur Rominhac qui a fait reponse, tant pour
luy que pour ledit sieur Meynard, qu'il est mal à propos qu'on
luy indique ledit acte en qualité de scindiq puisque tant luy
que ledit sieur Meynard ont été deschargés de la charge,
qu'on a nommé a leur place, Mᵉˢ Jean Baluze et Joseph de
Fenis, par acte fait en l'assemblée de l'Aggregation le 27 avril
dernier exibé en bonne forme. Signé, Peyrat, doyen, Meynard
et Rominhac, et partant, proteste à la validité du present
acte, signé l'original Rominhac, faisant tant pour luy que
pour le sieur Meynard. Signé. Jarrige.

L'an 1692 et le 1ᵉʳ de May   requerant
Mᵉˢ Leonard Meynard et Joseph Rominhac docteurs en medecine de l'Aggregation de Tulle, l'acte fait en ladite aggregation
et en l'assemblée d'icelle, convoquée en la maniere accoutumée le 27ᵉ d'avril dernier portant nomination des personnes
de Mᵉˢ Jean Baluze et Joseph De Fenis, aussy docteur en
medecine de ladite Aggregation, pour seindiqs, leur place
ensemble, l'acte a eux faits en ladite prétendue qualitté le
1ᵉʳ de ce Mois, requerant Mᵉ Antoine Dufaure, docteur en
medecine, fait par Jean Jarrige, huissier ont été signiffié et
dument fait ascavoir auxdits sieurs Baluze et De Fenis, leurs

successeurs en ladite charge de seindiqs, affin qu'ils ne l'ignorent et ayent à y pourvoir, ainsy qu'ils jugeront à propos, et le ay fait a leur domicile a chacun d'eux laissé coppie, tant dudit acte de scindiqs que acte a eux faits a la requeste du sieur Dufaure.

1er MAY 1692

(Les medecins constituant le bureau de l'agregation de Tulle, mis en demeure d'acquerir l'office de médecin conseiller du Roi, ou de recevoir à leur agrégation le sieur Dufaure, afin que lui-même puisse l'acquerir, protestent ne pouvoir l'acheter à cause de l'insuffisance de leurs ressources et déclarent être disposés à recevoir dans leur sein, ledit Dufaure).

Aujourd'huy, 1er jour de May 1692, dans l'assemblée tenue extraordinairement par Mrs de l'Aggregation de Tulle dans la maison de Me Jean Peyrat, docteur en medecine, doyen, où ont esté appelés par François Pauquinot bedeau de ladite compaignie, Mo Jean Baluze, Joseph de Fenis, Léonard Maynard et Jean-Joseph Rominhac, composant la dite Aggrégation de la ville de Tulle, a l'heure de une heure après midy, pour déliberer de ce qu'il leur convient de faire, sur un exploit à eux signiffié, a la requeste de Mr Dufaure, docteur en medecine, non aggregé par lequel il leur indique une situation a eux faite a la requeste du sieur Estienne Chapelle, chargé de la vente de l'office de Medecin ordinaire du Roy, institué en chaque ville, par lequel, le dit sieur Chapelle, le somme de faire option s'ils veulent acquerir ledit office et l'unir a leur communauté, suyvant la permission accordée par Sa Majesté par le dit Edit ; sur quoy lesdits sieurs Medecins soubsignés, en l'absence du sieur Baluze qui ne s'y est pas trouvé, quoy qu'il y ait esté appelé, ont esté dans une commune voix que sans préjudice de se pourvoir, contre ledit Dufaure, ainsi en ce qu'ils auront estre a faire et purément pour obéir aux Ordres de Sa Majesté, portés dans ladite sommation, qu'il sera fait une declaration audit Chapelle, chargé dudit recouvrement, comme quoy, ils ne peuvent attendre leur impusi-

sance d'un chacun en particulier et de toute la communauté
en general, acquerir ledit office et l'unir a leur corps, *n'estant
pas en estaf d'en payer la finance* quand mesme leurs biens
seraient vendus, et *la profession de la Medecine estant un
mestier ingrat dans cette contrée comme il est de notoriété
publique*, surtout par le refus de plusieurs medecins de la
campaigne qui n'ont pas voulu s'aggreger et qui ne laissent
pas de faire la fonction de medecin, nonobstant les lettres
patantes de Sa Majesté, ce qui se trouve authorizé par la
Juridiction ordinaire et mesme par les arrests du parlement,
contre lesquels ils n'ont jamais eu moyens de se pourvoir, *a
cause de leur pauvreté*, n'ayant d'ailleurs pas une bourse
commune et n'en ayant jamais eu, estant encore obligés a des
sommes qu'ils emprunteront pour l'expédition des lettres
patentes et frais de l'enregistrement d'icelle, et dont la plu-
part des expeditions restent au greffe, faute de les acquitter,
ce qui les réduit a l'impossibilité de faire aucune avance,
laquelle sommation et declaration sera faite au bureau establi
par le dit Chapelle a Limoges à la diligence de la Compaignie,
et les communs frais, mesme en son bureau de Paris, s'il est
nécessaire ; declarant qu'ils ne s'opposent en aucune façon a
l'establissement du dit medecin ordinaire, qu'ils offrent de le
reconnaistre aux termes de l'Edit, mesme s'il est besoin de
presenter un placet à Mgr le Controleur general contenant
lesdits offres, qu'il sera commis une personne dans la ville de
Paris pour en prendre le soin et faire tous les actes qui seront
necessaires pour raison de ce, consentant que la presente
vaille a cet effet.

Fait et deliberé, jour, moys et an que dessus dans la salle
du doyen de l'Aggregation, selon les statuts.

Ces deux documents prouvent jusqu'à l'évidence
l'état précaire de la situation faite aux médecins
de Tulle à la fin du xviiᵉ siècle.

Ajoutez à cela, pour compléter le tableau de
leurs misères qu'à côté du corps médical proprement dit, de l'élément noble, si l'on peut s'expri-
mer ainsi, et sous sa dépendance immédiate, il

est vrai, s'agitent, à titre d'élément subalterne, ceux qu'on pourrait appeler en langage moderne les *paramédecins*, c'est-à-dire les Barbiers, les Chirurgiens et les Apothicaires.

S'il est une chose vraiment incroyable pour nous actuellement, c'est de voir en quel état d'infériorité étaient tenus à l'époque dont nous nous occupons, et vis-à-vis des médecins, les hommes qui faisaient profession de guérir par des moyens purement externes les plaies, les blessures et les maladies.

C'est que dans l'esprit de l'époque, la médecine seule était une science, et quelle science ! la science divinatoire par excellence, celle qui permettait de lire à travers les corps. La chirurgie et la pharmacie, au contraire, étaient un art, art qui exigeait plus de pratique que d'études, plus d'habileté que de science.

Cette réprobation était, du reste, fort ancienne. Pourquoi ?

Est-ce que par hasard, les vieux maîtres, ceux de la période greco romaine, ou de l'époque néolatine avaient pu concevoir la science médicale, comme susceptible de divisions aussi arbitraires ?

Point du tout, car les connaissances d'Hippocrate, de Galien, de Celse, de Paul d'Egine, d'Albucasis, etc., embrassaient tout aussi bien dans leur étendue la Médecine que la Chirurgie.

Il nous faut donc rechercher ailleurs l'origine de cette réprobation, et c'est dans l'étude des croyances religieuses du moyen âge que nous la trouvons.

En 1163, le Concile de Tours défendit de façon formelle, aux juifs et aux ecclésiastiques qui jusque-là avaient eu le monopole de la médecine, l'usage des opérations sanglantes. Les Universités, servantes toujours fidèles de la Théologie, repoussèrent dès lors de leur sein les opérateurs et tout en général *quod in therapeia Mecani-cum*.

C'est alors que les pratiques chirurgicales furent livrées aux soins des laïcs presque tous illettrés, tandis que la Médecine, au contraire, élevée sur le pavois du respect populaire, devint la science favorite des lettrés et des savants de l'époque.

Il importe toutefois de noter que du xiie au xviie siècle exclu, la chirurgie française n'eut pas un rôle absolument effacé. S'il était vrai que les chirurgiens ne pouvaient point faire partie de l'Université tant qu'ils se livraient à l'exercice de leur art et cela en vertu du principe « *Ecclesia abhorret a sanguine* », il n'en était pas moins avéré aussi que si parmi eux se trouvaient des esprits d'élite, des intelligences supérieures, élevées dans le culte des lettres, l'accès du temple leur devenait permis, à la condition expresse toutefois de renoncer à toute opération manuelle. C'est ainsi que le collège Saint Côsme, célèbre école de chirurgiens, donna de nombreux médecins (on les appelait au moyen âge des physiciens).

Tout cela changea au commencement du xviie siècle, *véritable époque d'opprobre pour la chirurgie*, et ce changement s'opéra de la façon suivante.

En 1615, éclate entre chirurgiens et barbiers une fameuse querelle. — Les barbiers ou fraters étaient de simples domestiques. Ils faisaient les besognes grossières des chirurgiens, ils pratiquaient les saignées, lavaient les plaies, appliquaient les bandages, posaient les cataplasmes, etc. En général, besogneux et malhonnêtes, ils ne méritaient aucune considération.

En 1615, à forces d'intrigues et d'astuces, ils

réussirent à se faire délivrer des lettres patentes qui leur donnaient le titre de chirurgien. C'était assimiler les valets aux maîtres, les domestiques aux patrons, et discréditer ainsi la profession tout entière. A Paris, le collège Saint-Côsme se défendit bravement, et pour éloigner de lui les barbiers exigea qu'à l'avenir tous ceux qui embrasseraient la profession chirurgicale fussent lettrés.

En province, au contraire, les choses ne se passèrent point ainsi. Les chirurgiens ne possédant aucune organisation centrale assez forte pour les soutenir, succombèrent sous les coups redoublés des barbiers, et le discrédit dont était autrefois entourée la barberie, retomba tout entier sur la classe si intéressante et même si honorable des chirurgiens [1].

Cet état de choses se perpétua longtemps, et à l'époque dont nous nous occupons, au xvii siècle, tandis que la chirurgie étrangère, exempte de semblables préjugés et de pareilles querelles, prenait un essor magnifique, non retenue qu'elle était

---

[1] Les chirurgiens n'étaient pas tant s'en faut des ignorants. Ils pratiquaient couramment la cure opératoire des hernies, qui se bornait trop souvent, hélas, à la castration pure et simple. Ils opéraient admirablement la taille vésicale, faisaient aussi l'opération césarienne, que nous n'abordons aujourd'hui qu'avec crainte, même sous le couvert de l'antisepsie. Témoin l'attestation suivante (il est vrai qu'au xvii siècle la profession chirurgicale s'était tout à fait relevée du discrédit ancien) :

« Je soubsigné Aymard Vauzanges, Maître chirurgien de Laguenne, certifie à ceux qu'il appartiendra que le sixième Aoust 1747 j'ay été requis de me transporter au village de la Charrière, paroisse de Lagarde, pour voir et assister Mlle Marie Rominhac, femme du sieur Jean-Joseph Massainguiral, couchée dans un lit de la maison à cause d'une funeste maladie qu'elle avait dont elle mourut et comme elle se trouvait enceinte et mon devoir m'y obligeant de luy faire l'opération césarienne pour la délivrer d'un fœtus de six mois que elle avait dans son sein, lequel ayant donné plusieurs signes de vie, fut ondoyé. En foy de quoy, j'ai escrit et signé le présent rapport, pour servir et valoir à Jean-Joseph Massinguiral et lui ay délivré à Laguenne le 10 Aoust 1747.

Signé : VAUZANGES,
chirurgien juré à Laguenne.

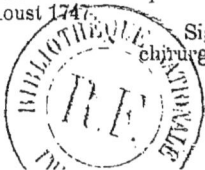

dans la vassalité de la médecine, chez nous, au contraire elle tombait dans le mépris et l'abjection si bien que l'on a pu dire avec raison que le siècle de Louis XIV est le *siècle de fer* de la chirurgie. Languissante et dédaignée elle se trainera longtemps encore à la remorque de sa glorieuse patronne, la médecine proprement dite, pour ne se relever définitivement et prendre sa place à ses côtés qu'à l'époque où l'enseignement officiel de la chirurgie sera organisé (1731. Académie de Chirurgie).

II

Je regrette d'avoir été obligé d'entrer dans tous ces détails qui m'éloignent évidemment de mon sujet. Je l'ai fait, obéissant à deux raisons : La première, dictée par le désir que j'avais de faire connaître à ceux qui l'ignorent l'organisation des études médicales en France, il y a deux siècles ; la deuxième, afin de protester contre l'assimilation que les auteurs modernes font trop souvent entre les médecins et les chirurgiens anciens, assimilation injustifiée et injustifiable, à peu près analogue à celle qui consisterait aujourd'hui à qualifier d'un titre égal l'adolescent pourvu de son brevet simple et le professeur agrégé d'une de nos facultés.

Si l'on tient absolument à faire figurer dans le même livre les médecins et les chirurgiens d'il y a deux ou trois siècles, en les considérant comme les représentants d'une science à deux voies, je ne saurais m'y opposer, mais je demande une double colonne, l'une, d'honneur pour les docteurs en médecine dont les études étaient aussi scientifiques que possible pour l'époque et qui, en outre, étaient tous des hommes d'une grande culture intellectuelle, l'autre, plus effacée, pour les chirurgiens, auxquels on pourra indifféremment joindre aussi, les barbiers et les rhabilleurs, les baigneurs et les étuvistes.

Quoiqu'il en soit les statuts des médecins agré-

gés de Tulle, comme du reste ceux de Limoges
ou de Clermont et autres villes voisines, montrent
bien la dépendance absolue, et la tutelle vigoureuse
en lesquelles étaient tenus, vis-à-vis les médecins,
les chirurgiens et les apothicaires.

Que disent ceux de Tulle ?

Les syndics feront l'un aux chirurgiens, l'autre aux apothicaires, des leçons, auxquelles les maîtres-chirurgiens, et les
maîtres-apothicaires seront tenus d'envoyer leurs élèves sous
peine d'amende. Les maîtres-chirurgiens ne devront presparer
ny donner à aucun malade aucun remède que ceux propres à
leur art, ni seigner, ny procéder à aucune opération impor-
tante de chirurgie, sans l'ordonnance signée d'un desdits médecins ou en sa présence.

Les procureurs des maîtres chirurgiens ne pourront permettre aux maistres chirurgiens d'ouvrir boutique qu'après avoir
justifié de deux années d'apprentissage et de leur lettre de
maitrize suby ledit examen et fait quelques opérations les
plus importantes de la chirurgie, outre ce, seront tenus les
dits maistres chirurgiens de payer au doyen et aux syndics
des médecins les droits de séance susdits et prêter serment..... etc.

Et ceux de Clermont (1680) ?

La médecine qui est constamment une science spéculative
et pratique, *ayant sous soi*, deux arts ses ministres, scavoir :
la chirurgie et la pharmacie, il est d'une conséquence infinie
dans le public d'establir la correspondance et l'harmonie qui
doit estre entre les partyes d'un mesme tout, pour éviter le
désordre qui est inséparable des divisions, et afin de mainte-
nir le lustre et la dignité de la médecine dans toutes ses partyes, establir tout l'offre possible en ce qui regarde la vie des
hommes et conserver chacune de ses partyes dans son rang,
les chirurgiens par leurs jurés, les apothicaires par leurs
maistres-gardes, comparaitront, à peine de deux écus d'a-

mende, contre chascune des communautés défaillantes, le lendemain de Saint-Luc, de chaque année, par devant le doyen
et collège assemblé ce jour-là pour recevoir les avis, conseils
paternels, en ce qui regarde *leur subordination et reconnaistre la supériorité de la médecine dont ils sont les disci-
ples* (1).

Et ceux de Limoges ?

D'autant que la chirurgie et la pharmacie sont parties de la
médecine, non moins utiles et nécessaires qu'icelle, lesdits
medecins, seront obligés de faire leçon et endoctriner les com-
pagnons chirurgiens trois mois de l'année, leur faisant faire
anatomies, disputes et autres semblables exercices de la chirurgie, et assister aux réceptions des aspirants de la maitrize,
examen et chef-d'œuvre, où ils auront voix délibérative, etc.

Telle était la situation médicale à Tulle à la fin
du xviie siècle. J'ai hâte, cependant, de revenir à
l'étude du fonctionnement et de la mise en œuvre
de la profession elle-même.

Le premier devoir du docteur en médecine,
nouvellement promu, était, à son retour au foyer
domestique, de faire une visite individuelle à chaque membre de l'Agrégation. Il devait d'autre part
remettre aux syndics la somme de soixante livres
tournois « pour estre employées en œuvrespies et
aux affaires de la dite Agrégation ».

Ses lettres patentes de docteur étaient immé-
diatement enregistrées, ce qui ne voulait pas dire
toutefois, que l'Agrégation le comptât parmi ses
membres, car il fallait avant de subir les premiè-
res épreuves de réception, faire ce que nous appe-
lerions aujourd'hui un stage hospitalier d'un an,

---

(1) Bouillet : *Histoire des Communautés des Arts et Métiers de
l'Auvergne*. Clermont-Ferrand, 1857.

sous la direction de l'un des médecins de ladite Agrégation. La pièce ci-dessous en fait foi :

Nous soussigné, certifions à tous ceux qu'il appartiendra que M. Dufaure nous a fait l'honneur depuis que l'on a enregistré ses lettres de docteur dans le livre de l'Aggrégation de Messieurs les Médecins de la ville de Tulle, de voir des malades avec nous, et de conférer très souvent des nouvelles découvertes de l'Anatomie et des plus beaux endroits de touttes les parties de la Théorie et de la Prattique de la médecine, avec beaucoup d'érudition de justesse dans ses raisonnements et de bonne foy dans les observations de ses expériences.

A Tulle, dans nostre cabinet le vingt et huit du mois d'octobre mil six cent quatrevingt et huit.

Baluze.

Cette épreuve pratique accomplie, le postulant devait se rendre, au jour fixé par le doyen, dans la salle des médecins agrégés, et y soutenir l'avant-dernière épreuve fixée par les statuts. Cet examen portait sur une question de théorie et de pratique. Nous sommes heureux de pouvoir publier le procès-verbal d'une de ces séances :

1688

(Procès-verbal d'examen du docteur Dufaure)

En la ville de Tulle, le trentième du moys d'Octobre mil six cent quatre vingt huit en la maison de Maistre Jean Peyrat, docteur en médecine et doyen de Messieurs les médecins de l'Aggrégation de la ville et seneschaussée de Tulle, convoqués et assemblés en la manière accoutumée, pour vaquer au fait de l'examen et réception de M. Antoine Dufaure, docteur en médecine de la faculté de Bordeaux, en laquelle assemblée étaient présents Maistre Jean Peyrat, Maistre Joseph de Fénis Maistre Léonard Meynard, Maistre Jean-Joseph Rominhac faisant la majorité de ladite Aggrégation, en l'absence de Jean

Baluze médecin et en présence de François Pauquinot bedeau d'icelle, ouï le rapport qu'il en a fait à ladite Assemblée, s'est présenté ledit sieur Dufaure lequel a du faire connaître a Messieurs les médecins de l'Aggrégation, tant en général qu'en particulier, qu'il désirait estre reçu et agrège d'icelle et a avoir à satisfaire aux préalables requisitions des statuts de l'aggrégation et n'ayant plus qu'à subir l'examen devant les médecins icy assemblés, laquelle proposition à été mise en délibération et ladite assemblée a jugé à propos d'examiner ledit Dufaure aujourd'hui jour marqué et destiné par Maistre Peyrat doyen. — L'ouverture dudit examen a eté fait par Me Peyrat et les autres médecins ont continué ledit examen suivant son rang d'ancienneté et ledit examen fini sur deux questions de théorie et de pratique, de la part de chacun en la manière portée sur les statuts ledit Dufaure a requis lesdits médecins de l'aggrégation de le recevoir s'il en est jugé digne.

Me Peyrat, doyen, luy ayant donné place pour un temps dans l'antichambre, les médecins de ladite agregation ayant été requis de donner leurs suffrages, ladite réception ayant été mise en délibéré, il a été procédé en scrutin sur le fait de l'admission en la manière portée sur les statuts.

Le scrutin ayant esté ouvert par le doyen il s'est trouvé que tous les médecins ont esté unanimes a procéder à la récesption dudit Dufaure qui a esté rappelé par le bedeau par ordre du doyen, et estant revenu dans ladite chambre, il a esté rééu membre de ladite aggrégation, à la charge de prester au cas requis aux mains de Monsieur le Sénéchal de bien garder lesdits statuts dont il lui sera fait lecture après *qu'il aura soutenu l'acte public de ses thèses.*

Ont signé : Peyrat, Rominhac,
de Fénis, Meynad. — Pauquinot, bedeau.

L'acte public des thèses constituait la dernière épreuve d'admission, après quoi, le médecin définitivement reçu pouvait jouir des privilèges attachés à la communauté. En ce qui concerne Dufaure, cet acte ne put être soutenu que bien longtemps après, car en 1692 nous retrouvons Du-

faure aux prises avec Rominhac à propos des
droits d'admission :

Ledit sieur Dufaure contre l'assignation dudit sieur Rominhac du 1er du courant, dict qu'il est inutile de poursuivre
l'assignation de la promesse du 20 novembre mil six huitante
neuf parce que lo défenseur deffere le serment audit sieur Rominhac, s'il n'est pas vray qu'il n'a poinct faist le prest de
soixante livres audit sieur Dufaure, et que ladite promesse,
n'a estée consentie, audit sieur Rominhac que pour servir de
sûreté à Mrs de l'aggrégation des médecins, du droit d'entrée
dudit sr Dufaure, lorsqu'il serait aggrégé, de sorte que n'estant
point aggrégé parce qu'il n'a pas pu soubstenir son acte quoiqu'il ayt faict son possible pour cela ayant esté empeché par
M. le Lieutenant général qui a formé opposition à ce que l'acte
fut faict par devant Mrs du presidial, ledit sieur Dufaure ne peut
estre aggrégé que cet incident ne soit vuidé ny par conséquent
estre tenu à payer, conclud au serement et à sa relaxation aux
depands.

DUFAURE.

Bien que nous ne puissions joindre à cette étude
le procès-verbal d'une soutenance de thèse, nous
savons néammoins en quoi consistait cette épreuve
Il était donné à l'aspirant par le doyen, deux su-
jets, l'un de théorie, l'autre de pratique, sur lesquels
l'aspirant devait faire des thèses écrites. Un
exemplaire en était remis à chaque médecin de
l'aggrégation, et au jour dit, en présence du lieutenant général, des consuls de la ville, et des médecins assemblés, le postulant était argumenté. Le
lendemain, « l'aspirant étant debout, le second
syndic luy faisait lecture des statuts ». Le doyen
après une allocution bien sentie, embrassait le
nouveau collègue, lui donnait son rang du jour
de la présentation de ses lettres. La cérémonie se
terminait par une messe solennelle d'action de

grâce dans la chapelle de saint Cosme ou saint Damien. Serment était enfin prêté entre les mains de M. le Lieutenant général.

APPENDICE

---

27 AVRIL 1622

Les docteurs Meynard et Rominhac déposent leur charge de Syndics et la transmettent aux docteurs Baluze et de Fénis.

Aujourd'huy 27ᵉ avril 1692, heure de cinq heures du soir dans l'assemblée de Messieurs les médecins de l'Agrégation de cette ville, tenue chez Mᵉ Peyrat doyen desdits médecins et convoquée extraordinairement à la diligence des sieurs Meynard et Rominhac, scindics, par François Pauquinot bedaud de la dite agrégation.

Sur ce qui a esté représenté par les dits sieurs scindiqs qui ayant plus de quatre ans qu'ils sont été nommés scindiqs sans qu'on ayt tenu compte de le descharger de la dite fonction, quoy qu'aux termes des patentes, ils doivent estre deschargés après deux ans, ils ont fait convoquer la présente assemblée chez ledit sieur doyen a l'heure présente et fait advertir lesdits sieurs Baluze Joseph de Fénis ét Antoine Dufaure par le bedeaud de se trouver à la dite assemblée, à la dite heure et et d'autant que ledit Baluze n'a tenue compte de se trouver a ladite assemblée, lesdits sieurs scindiqs on requis ladite assemblées de vouloir procéder à leur descharge après avoir rendu leur requeste qu'ils ont à ceteffet exhibé, sur quoy l'assemblée d'une commune voix a deschargé lesdits sieurs Meynard et Rominhac tant de ladite charge et que de l'administration qu'ils peuvent avoir eu en conséquence d'icelle et ont nommé a leurs places Mʳˢ Jean Baluze et Joseph de Fénis, de la ville

de Tulle lesquels ils ont prié de l'accepter, conformément aux
statuts, la dite charge, faitte et délibérée dans ladite sssemblée
ledit jour à six heures du soir signé : Pauquinot, bedeau, Peyrat doyen, Maynard, Rominhac.

24 MAY 1692

*Jean Baluze et Joseph de Fénis protestent de leur momination
comme syndics et assignent J.-Jos. Rominhac*

Monsieur le Seneschal,

Supplient humblement Jean Baluze et Joseph de Fénis docteurs en médecine, disants qu'en l'instance pendante au présidial de la présente ville entre le sieur Baluze demandeur aux
fins de son exploit du 28 avril dernier contre le s^r Rominhac
sindics de l'aggrégation des médecins de ladite ville, le s^r
Rominhac a fait signifier un acte d'une prétendue nomination
des suppléants pour nouveaux sindics de ladite aggrégation
en date du 27 avril, pour le dimanche précédant à celui dudit
exploit et fait dans une assemblée convoquée à six heures du
soir, dans laquelle le sieur Rominhac et le sieur Maynard son
collègue au syndicat et le sieur Peyrat, prétendent avoir nommés les suppléants pour nouveaux sindics lequel acte de nomination est nul pour avoir été fait un jour de dimanche et sur
une convocation a six heures du soir avec une précipitation
sans exemple en sorte que les suppléants n'y ont assisté, ny
pu y assister, soit qu'ils ont chacun leur excuse, scavoir le
sieur Baluze parce qu'il plaide avec les sieurs médecins de
l'aggrégation et qu'il ne peut être demandeur et deffandeur, et
le sieur de Fénis, parce qu'il est médecin de l'hopital général
de la ditte ville et par conséquent exempt de toutes charges et
syndicats suivant les patentes vérifiées en la cour. Ce consi-
déré, il vous plaise de vos grâces permettre aux suppliants
d'assigner le sieur Rominhac au 1er jour d'audience pour y
voir casser la nomination des suppléants pour nouveaux sindics de la dite aggrégation avec despans et faires bien.

Ainsi signé : BALUZE, DE FENIS.

Soit la partie appelée aux fins de la présente Requeste.

Signé : FAUGERON.

Fait à Tulle le 24 May 1692.

Signé : DÉPRÈS.

Le vingt-neuvième iour du mois de May mille six cent quatre vingt douze, par moi soussigné Claude Bois, huissier
audaucier, immatriculé au siège Royal de la ville de Tulle, y
residant, à la requeste desdits sieurs suppléants et enoutre de
la requeste et ordonnance mise au pied d'icelle de l'autre part
écrite assignation a estre donnée aux dits sieurs Rominhac,
médecins, nommé en icelle a comparoir dans la huitaine après
la date du présent exploit au siège seneschal de la dite ville
de Tulle, pour y procéder sur les fins considérés dans ladite
requeste — Fait à son domicile et baillé copie et déclare que
les dits sieurs suppléants ont choisi pour leur procureur Mᵉ
Julien Faugeyron, parlant a sa servante.

MAY 1613

Nouvelle protestation de Baluze

Le dit sieur Baluze contreledit sieur Rominhac dit que quand
la prétendue nomination de sa personne serait valable ce que
non il ne peut pas plaider contre soi-même, il né peut pas non
plus mettre en cause le sieur Fénis parce que la prétendue
nomination du sieur Fénis n'ayant pas esté connue puisque
l'exploit du 28 du mois d'avril dernier et la dite nomination du
27ᵉ jour de dimanche, se trouvait faite en une assemblée convoquée à six heures du soir, la cour voit que cette nomination
est une illusion de justice et qu'elle n'a esté faite qu'en vue de
la demande du sieur Baluze qui l'avait faite plusieurs fois
verbalement de sorte que si le dit sieur Rominhac prétend
qu'il ait un autre scindic que lui pour défendre en cette ias-
tance, il doit le mettre en cause, auquel cas il est indifférent
au dit sieur Baluze de plaider avec le dit sieur Rominhac ou
avec un autre, et jusqu'à ce le dit sieur Rominhac y doit def-
fendre suivant l'ordonnance, les règlements et l'usage, mais il

aura de la peine a faire subsister la nomination du sieur Fenis
n'y eut-il que les susdites raisons du sieur Baluze qui proteste
de sa part la faire casser, declarant cependant qu'en cette af-
faire, il continuera ses poursuites contre le sieur Rominhac.
Partant, conclut comme par son exploit et a dépens.

Signé : BALUZE,
FAUGEYRON Julien, *procureur.*

Signiffié le xby may 1692 à Eyrolles procureur du dit sieur
Rominhac.

10 JUIN 1693

Rominhac répond par une notification nouvelle
aux médecins agrégés

A la Requeste de Mᵉ Jean Joseph Rominhnac, docteur en médecine demeurant ordinairement en cette ville de Tulle, soit
notiffié et fait asscavoir à Mʳˢ Jean Peyrat Joseph de Fénis,
Léonard Meynard. Pierre Peschadour Anthoine Dufaure et
Jean-Joseph Peyrat aussy docteurs en médecine et habitant de
cette ville de Tulle que dès le 24ᵉ de May dernier, Mᵒ Jean
Baluze docteur en médecine, luy a fait inthimer par Extrait
Commandement a luy fait le 20ᵒ du même mois de May de
l'arrest rendu en Conseil d'Estat le 14ᵉ d'avril precedant, et par
lequel les médecins de ladite ville faux bourgs et lieux en dé-
pendant, sont condamnés à payer solidairement sur la quit-
tance de Mᵉ Estienne Chappelles, ses procureurs ou commis,
la sommes de huit cent livres avec les deux solz par livre et
pour l'office de conseiller médecin, qui demeure incorporé a
leur compaignie qu'il luy acte a esté fait à Iceluy sʳ Rominhac
dans cette presupposition qu'il estait scindiq de ladiste communauté, qu'il a reparty aux sʳˢ Baluze avoir cessé cette cure
depuis plus d'un an, que le sieur Fénis avait esté subrogé à
sa place et le sʳ Baluze a celle dn sʳ Meynard, que verballe-
ment et plusieurs fois le sieur Rominhac a indiqué et fait voir
manuellement ledit acte aux sieurs médecins ci-dessous de-
nommés et sans qu'il pu y estre néanmoins tenu, le leur fait

notifier et fait assavoir pour qu'ils ne puissent ces prétandre
cauzes d'ignorance et qu'ils ayent à y satisfaire a leur part,
soulz les protestations à tous six à payer, dommages et inte-
rets et tout ce qu'yl peut et doit protester dont acte.

Signiffié et baillé coppie tant dudit présent acte que de tous
les autres y énoncés aux sieurs médecins des autres parts dé-
nommés et à leur domicile parlant, quand au sr Peyrat a sa
servante, quant au sieur Dufaure à sa servante, quant au sr
Jean Joseph Peyrat a luymême.

27 JUIN 1692

Exposé définitif des griefs de Rominhac, syndic sortant contre Baluze et de Fénis syndics entrants

Ledit sieur Rominhac, deffandeur pour finalles réponses aux
dernières escritures des dits sieurs Baluze et de Fénis deman-
deurs signifiers le 20 de ce mois de juin que l'acte a venir en
l'audience presidialle inthime le mesme jour à la requeste de
Mᵉ Julien Faugeyron, leur commis procureur.

Dit que s'il n'était pas mal aisé de s'appercevoir, que la demande intantée par ledit sieur Baluze dans son exploit du 28
d'avril dernier devait estre baillée au siège présidial puisqu'elle
est toute personnelle est n'excède pas le 7ᵉᵐᵉ de la somme de
250 livres — Il n'était pas facile de comprendre qu'icelluy
sieur Baluze voulut s'adresser à la cour presidiale, par cette
raison que c'est au siège seneschal qu'il a par le premier exploit, fait assigner le dit sieur Rominhac et qu'il y a fourni
des répliques par son pemultièsme dire du 17 de May suivant
et dernier. Il est vrai qu'il pouvait avoir cette vèue de ménager
les frais d'une commission, qu'il fallait avoir nécessairement
faise pour procéder avec régularité, dans les voyes ordinaires
droittes et prescrites par les derniers règlements et voluntiers
le sieur deffendeur, qui aurait bonne envie de luy espargner des
frais bien loin celle de luy en attirer donne les mains à cette
mesnagerie et souhaitte que ceux qui sont preposés pour conserver les droits du sceau y consentent aussy, mais on n'était
point tenu de deviner qu'il voulut estre aussi espargnant contre

les volontés expresses du prince ny qu'on eut pansé a luy conseiller une tricherie défendue et qui ne serait plus de mize, la seule route d'aller a la cour présidiale et d'y aller recto et ce n'est point celle d'y aller par la voye du siège seneschal qui n'est d'aucun ressort à l'autre. C'est un usage qui ne peut plus estre toléré — et ce qui peut l'estre encore moins est l'autre destour que le dit sieur Baluze voudrait faire passer et qui ne sera pas moins apparemment reprouvé que le précédent. C'est non seulement de descerner cette première demande en condamnation de 35 livres quelques solz avec le sieur de Fénis en descharges du scindicat auquel ils ont été appelés ensemble, porter celle-cy au siège présidial et faire retenir l'autre en là cour présidiale Cella parait assez inpportable.

Mais ce qui ne pourrait l'estre est devoir qu'icelluy sieur Baluze accélère par un acte à venir, le jugement de la dite instance présidiale, qui ne pourrait estre rendu, qu'après celluy de l'instance qu'il dit avec raison ne pouvoir estre decidée qu'au dit siège seneschal.

D'autant que ledit sieur Rominhac n'ayant esté assigné en ladite instance de 35 livres qui est la seule de la compétance de la dite cour présidiale qu'en la dite qualité de scindiq et ayant dès l'introduction d'icelle fait voir qu'il ne l'était plus, qu'on avait subrogé à sa place et celle du sieur médecin Meynard, son collègue, les dits sieurs Baluze et de Fénis.

Il est de nécessité préalable et absolue que de *judice quam de re*, aussi on juge préalablement et règle les qualités avant de décider le fond de la cauze.

Comment se pourrait-il que la dite courpresidiale statue au principal sur les conclusions de 35 livres, e l'encontre d'icelluy sieur Rominhac comme scindiq tout autant qu'il y dira et redira come il fait, qu'il ne l'est plus sans qu'il ayt esté suparavant déterminé s'il a raison de le soubstenir ou n'en a pas, ou peut on, *ex-confessis* le déterminer qu'au dit siège seneschal.

Il est vrai, que le sieur Baluze aussi bien qu'icelluy de Fénis, asseurent plutot par forme de décizion que par manière de remontrance que est la seule, que peuvent et doivent tenir les partyes que l'acte où ils sont nommés et nul et cassable, mais encore une fois c'est ce qui a besoin d'estre jugé au siège

seneschal come ils demeurent d'accord le devoir estre avant
qu'en la dite cour présidiale on puisse sauf son respect, asseoir
un jugement sur la teste dudit sieur Rominhac en ladite qualité de scindiq — Ce serait préjuger en cour presidiale qu'il est
sciudiq et que les sieurs Baluze et de Fenis ne le sont point.
Dans le temps que la question est toute entière audit siège
seneschal quel d'eux le doit estre et faire juger en la dite cour
présidiale la validité ou l'invalidité de cette dernière nomination et en un mot faire passer devant ce qui ne peut estre qu'a-
près.

D'autant mieux que ce qu'ils alleguent pour parvenir a cette
cassation, tombe de soy mesme et ne scaurait eviter d'estre
mesprisé — Ils disent que l'assemblée dans laquelle ils ont esté
nommés a esté faitte par monopole. Ils le disent, cela ne parait
pas, on en aucune preuve, il n'y a pas lieu de s'en tenir à leur
parolles. Ils ajouttent que c'était un jour de dimanche et que
c'est acte judiciaire et que des médecins ne purent pas s'as-
sembler un jour férié, *illis diebus ferialis fileat pretor* mais il
n'en est pas de mesme des médecins et des élections des scindics, sont ces dits jours si peu reprouvés qu'il faut pour que
celles des commissions puissent valoir, estre faitte un jour de
Dimanche. Ils disent encore que c'est a sept heures du soir,
mais ils ne prennent pas garde à deux choses qui ne semblent
pas avoir deu leur eschapper, une que dans le dire d'eux, jour
17mo de may dernier, ledit sieur Baluze a dit que c'estoit à six
heures et l'autre dans leur requeste du 24 du mesme moy de
may que et l'autre que c'est choquer la teneur de l'acte de par-
ler de six ny de sept heures puisqu'il contient que c'est a cinq
qu'il a esté commencé, auquel, le soleil ne pouvait avoir dis-
paru comme ils assurent, pour peu qu'on en sache le cours et
le declin.

Mais où peuvent-ils trouver qu'une délibération pareille fut-
elle passe de nocturnement put estre nulle et cassable, puisque
par les règles moins incognues, on peut passer des contrats
pendant la nuit et qu'enfin fut il pire que les adversaires veulent l'insinuer, le pis serait de proceder à une nouvelle convocation d'assemblée ce que ledit sieur Rominhac n'enpêchent
pas qu'ils provoquent pour y représenter come ils le méritent

leurs et leurs raisons, mais en attendant leurs   des excuses, celluy qui prétand estre excusable, ne peut pas prétendre estre excusé ny empescher de gérer — Tous les principes résistant à cette intention et quelques grains de sel dont ils puissent l'assaizonner eux qui trouvent qu'il en manque aux autres ils ne saurait persuader qu'elle soit de bon gout a ceux qui sont exquis et ne voudraient pas passer pour avoir un gout dépravé.

Et partant conclud comme cy-dessus et cy-devant aux depans.

Le 28 juin 1692, j'ay signifié le susdit dire à Faugeyron procureur des partyes et a son domicile ay laissé coppie.

Tulle, Imp. Crauffon, 9-04.

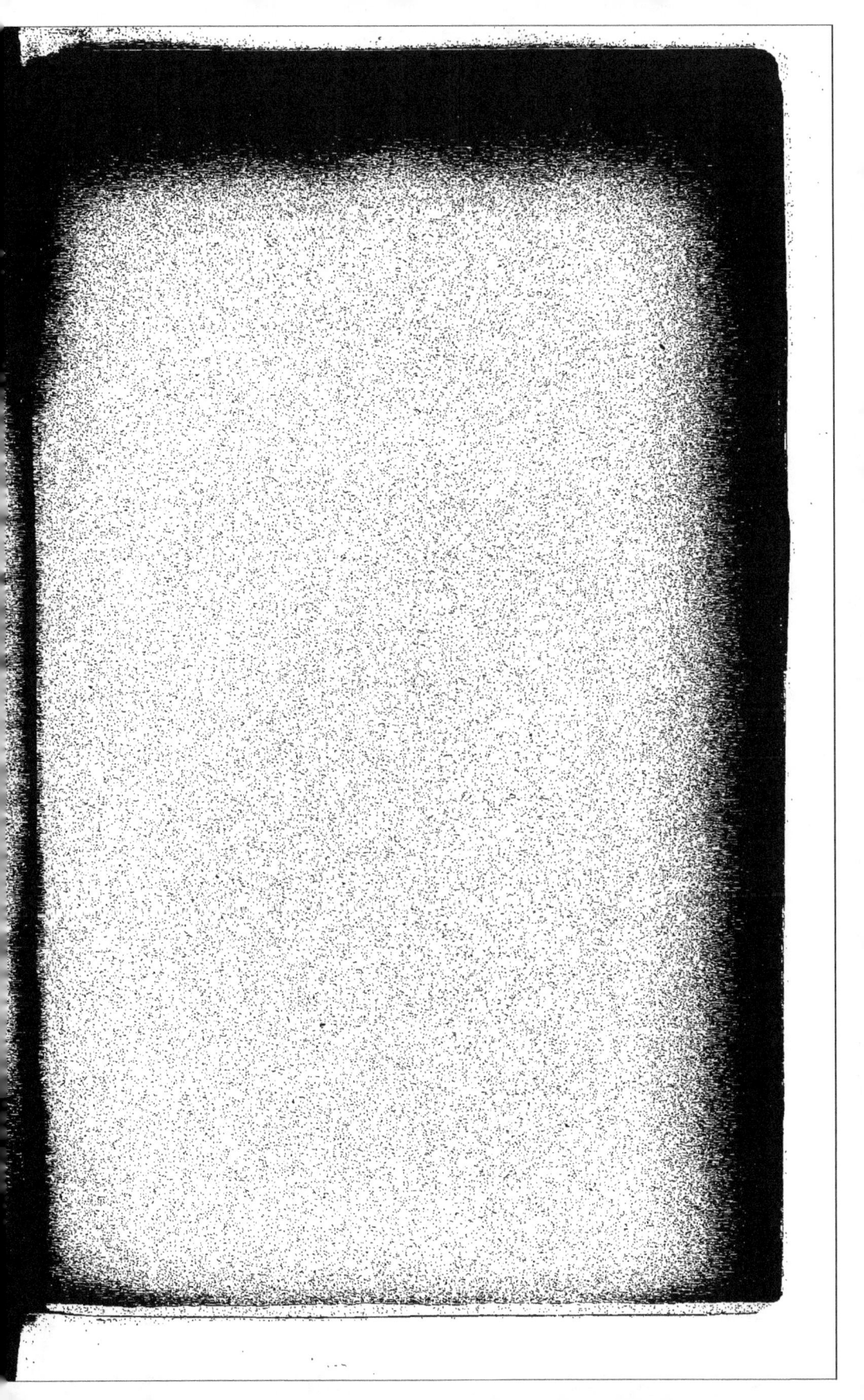